AF318220

DE L'ANUS ILIAQUE

DANS LE TRAITEMENT DE

CERTAINES MALADIES DU RECTUM

PAR

Le Docteur Gaston DELETRÉ

Ancien externe des hôpitaux de Paris
Médaille de bronze de l'Assistance publique

PARIS

G. STEINHEIL, ÉDITEUR

2, RUE CASIMIR-DELAVIGNE, 2

1899

DE L'ANUS ILIAQUE

DANS LE TRAITEMENT DE

CERTAINES MALADIES DU RECTUM

IMPRIMERIE A.-G. LEMALE, HAVRE

DE L'ANUS ILIAQUE

DANS LE TRAITEMENT DE

CERTAINES MALADIES DU RECTUM

PAR

Le Docteur Gaston DELETRÉ

Ancien externe des hôpitaux de Paris
Médaille de bronze de l'Assistance publique

— · ❖ · —

PARIS

G. STEINHEIL, ÉDITEUR

2, RUE CASIMIR-DELAVIGNE, 2

1899

A la fin de mes études médicales, mes souvenirs se reportent vers mon regretté maître Hanot, qui attirait les étudiants à l'hôpital Saint-Antoine, tant par sa parfaite bonté que par son sens clinique précis et son érudition.

J'adresse mes remerciements à M. le D^r d'Heilly, médecin de l'hôpital des Enfants-Malades, qui m'a permis d'étudier dans son service les maladies des enfants.

M. le Dr Roques, médecin de l'hôpital Bichat, voudra bien que je le remercie de ses conseils pratiques, si utiles au début de la carrière médicale.

Je ne veux pas oublier M. le Dr Dalché, médecin des hôpitaux, que malheureusement j'ai dû quitter trop vite, me privant ainsi de ses excellents conseils.

A M. le Dr Boissard, je serai toujours reconnaissant de m'avoir guidé et donné l'initiative indispensable, dans son service d'accouchement de l'Hôtel-Dieu.

C'est M. le Dr Varnier, professeur agrégé, qui nous a perfectionné dans l'étude des accouchements ; nous le remercions bien sincèrement de sa direction supérieure et de la confiance qu'il nous a montrée en nous laissant une large liberté dans son service.

A l'hôpital Saint-Louis, M. le Dr J. Lucas-Championnière nous a initié à la chirurgie antistepique. Il nous a instruit et encouragé ; c'est pourquoi, en lui faisant part aujourd'hui de l'excellent souvenir que nous avons gardé de lui, nous ne faisons que nous acquitter d'un devoir agréable à remplir.

Dans son service, il m'a été donné de connaître Jourdan, interne. Déjà habile chirurgien, Jourdan nous a guidé, et nous a fait pratiquer nos premières opérations. Je tiens à lui envoyer le souvenir de la reconnaissance la plus durable, et de l'amitié la plus sincère.

Mes dernières années se sont passées à l'hôpital Bichat, dans le service de M. le Professeur Terrier.

Je tiens à assurer M. le Dr Hartmann, professeur agrégé, chirurgien des hôpitaux, de toute ma gratitude. Je ne saurais trop lui dire combien je suis heureux de son instruction, et reconnaissant des marques de confiance qu'il a bien voulu me prodiguer.

Je termine cette préface en m'adressant au maître qui a su nous inspirer le respect le plus profond et qui nous a fait l'honneur de nous accepter pendant deux ans et demi dans son service de l'hôpital Bichat. M. le Professeur Terrier voudra bien croire que l'expression ne peut rendre qu'insuffisamment les sentiments que je ressens pour lui, le maître qui a l'estime de tous ceux auxquels il a permis de travailler à ses côtés.

DE L'ANUS ILIAQUE

DANS LE TRAITEMENT DE

CERTAINES MALADIES DU RECTUM

CHAPITRE PREMIER

Anus iliaque comme traitement curatif.

Les maladies du rectum que nous allons succinctement passer en revue au début de ce travail seront non seulement celles qui appellent une intervention sanglante, mais surtout celles dont la thérapeutique se réclame de l'établissement d'un anus artificiel. — Nous aurons en vue les ulcérations rectales, les rétrécissements et spécialement les cancers du rectum.

Pour les ulcérations rectales, il est rare qu'on soit réduit à la nécessité d'établir un anus iliaque.

Quant aux rétrécissements du rectum autres que ceux d'origine cancéreuse, la création d'un anus artificiel permettrait de leur appliquer un traitement plus efficace.

Pour les rétrécissements simples, proprement dits, d'origine congénitale, dont le siège peut occuper toutes les portions du rectum ou de l'anus, le traitement peut tendre à l'établissement d'un anus périnéal. — Mais cela n'est pas toujours facile et, à son défaut, on doit recourir à l'établissement d'un anus artificiel, d'un anus contre nature, dont la technique opératoire sera surtout l'objet de notre travail.

Si nous abordons maintenant l'étude d'une seconde classe de rétrécissements, auxquels nous appliquerons la dénomination de rétrécissements acquis et dont la classification repose sur l'étiologie (rétrécissements syphilitiques cicatriciels, musculaires, — les rétrécissements néoplasiques faisant l'objet d'une description spéciale) nous voyons que le traitement curatif comporte la dilatation lente ou brusque, la rectotomie interne ou externe, l'extirpation par les méthodes de Kraske, de Bœckel, Quénu, etc...

Le traitement palliatif, par la création d'un anus iliaque, sera réservé pour les cas où il est impossible d'attaquer directement le rétrécissement, où les accidents consécutifs à la rétention des matières menacent les jours du malade.

Quant au cancer du rectum, quelque variété qu'il revête, de quelques complications qu'il s'aggrave, la terminaison est toujours la même, et le pronostic fatal : la mort survient soit par les progrès de la cachexie, cette cachexie cancéreuse, dont les symptômes sont si frappants, — teint jaune paille, amaigrissement précoce et profond, perte de forces, œdème — soit par hémorrhagie, soit enfin par la perforation ou la rupture du rectum qui entraîne une péritonite suraiguë, ou des abcès stercoraux, selon la hauteur du siège de la rupture.

Bien qu'il soit juste de dire qu'en matière de cancer la thérapeutique n'existe pas, et qu'on ne puisse attribuer au mot de traitement le sens qu'il éveille nécessairement de décisif et de curatif, et l'espoir de guérison qu'il fait naître, nous ne saurions oublier qu'à côté d'une thérapeutique sûrement victorieuse et légitimement confiante en soi, il existe une thérapeutique d'adoucissement, d'intervention utile et bienfaisante sinon définitive — de survie, en un mot.

C'est celle-ci seulement que nous ne pouvons qu'examiner.

Disons tout de suite qu'elle est exclusivement chirurgicale, le traitement médical n'existant pas vraiment, et étant tout au plus capable, par les anesthésiques, par les calmants, d'apporter de courtes trêves à la douleur.

Au point de vue du traitement chirurgical du cancer du rectum, il y a lieu d'établir tout de suite une distinction entre les *tumeurs opérables* et les tumeurs *inopérables*. Dans les premières, on est en droit de tenter l'ablation complète ; le traitement est alors dit curatif. Dans les secondes, on ne peut songer qu'à des opérations palliatives.

Les tumeurs inopérables sont celles qui sont généralement volumineuses et adhérentes ; elles ont envahi les organes voisins : urètre, prostate, vésicules séminales, vessie chez l'homme, vagin et utérus chez la femme, péritoine pelvien, anses pelviennes, méso-rectum, tissu cellulaire présacré, ganglions iliaques et pelviens.

Dans ce cas on ne peut qu'essayer la rectotomie linéaire de Verneuil, le raclage des masses végétantes (Volkmann, Küster), ou l'anus iliaque.

Il va de soi que nous ne décrirons pas successivement le manuel opératoire de chacune de ces interventions.

La *Rectotomie postérieure* consiste à inciser au thermocautère la paroi postérieure du rectum verticalement, de haut en bas.

« Le degré d'infirmité créé par la rectotomie, dit Verneuil, est beaucoup moindre qu'on ne le croirait après la section du sphincter anal. Il y a très peu d'incontinence ; les matières dures ne tardent pas à être retenues, et la diarrhée, qui est souvent provoquée par la rectite, diminue promptement par l'amélioration de l'inflammation rectale elle-même » (1).

A ce procédé, on préfère généralement l'établissement d'un anus artificiel, qui permet aux matières d'arriver au dehors, sans provoquer au niveau de la région malade les obstructions et les épreintes qui sont si douloureuses.

Mais cet anus artificiel peut très bien n'être que le premier temps d'une opération radicale ; il peut être établi dans la même séance que l'ablation du rectum ou dans une séance antérieure.

Pollosson fut le premier qui nettement formula, à la Société médicale de Lyon, le 5 mai 1884, l'idée de créer un chemin de dérivation qui permît l'ablation antiseptique du rectum cancéreux. Sa conception fut soutenue dans la thèse de son élève La Guaitre, qui préconisa l'anus iliaque avec éperon, tant pour assurer l'asepsie opératoire que pour constituer une dérivation continue du cours des matières après ablation du cancer. — En Angleterre, James Adam (*British med. Journal*, 15 août 1884) préconisa la colotomie lombaire. Duranto en Italie, Viljaminoff et Ivanoff en Russie, crurent, chacun de leur côté conseil-

<hr>

(1) VERNEUIL. *Congrès de Copenhague*, 1884 ; *Revue de chirurgie*, 1884.

lant cette pratique, être les précurseurs de Pollosson, dont ils ignoraient la communication.

Schede, de Hambourg, ayant eu un cas de rupture de sutures après résection du rectum, eut de même, en 1887, recours à l'anus iliaque préliminaire.

Depuis cette époque, l'anus préalable fut adopté par un grand nombre de chirurgiens, en particulier en France, par Demons (*Congrès français de chirurgie*, 1895, p. 28), Quénu (*Presse médicale*, nov. 1895), Nové-Josserand et Valles (*Société de chirurgie de Lyon*, séances du 17 juin et du 1er juillet 1897, in *Lyon médical*, 4 et 11 juillet 1897, p. 358 et 378) ; en Amérique, par Rammerer et W. W. Reen. Au Congrès de chirurgie de 1897, Julliard (de Genève) et Pollosson (de Lyon), ainsi que la majorité des chirurgiens qui prirent part à la discussion, affirmèrent l'utilité de l'anus iliaque préalable.

Anus artificiel. — On désigne sous ce nom une intervention chirurgicale qui se propose de pratiquer sur la paroi abdominale un orifice artificiel destiné à l'écoulement des matières. L'anus artificiel s'établit soit dans la fosse iliaque droite ou gauche, soit dans la région lombaire, au flanc.

Les techniques en sont innombrables ; on peut dire que chaque chirurgien a la sienne, qu'il modifie, d'ailleurs, selon la position de la lésion et les conditions dans lesquelles se présente l'opération.

Notre travail, ayant précisément pour objet d'exposer un manuel nouveau, dont la paternité appartient à notre excellent chef, M. le Pr agrégé Hartmann, nous croyons qu'on ne nous demande pas de décrire chacune des techniques employées par d'autres. Nous nous bornerons à rappeler les procédés les plus habituels.

L'entéroproctie iliaque (ευτερον, intestin ; πρωκτος, anus, voie de défécation) ou *opération de Nélaton*, consiste à ouvrir la partie inférieure de l'iléon de façon permanente dans une fosse iliaque, afin de rétablir l'issue des matières. Elle aboutit donc à la création d'un anus artificiel, mais elle s'emploie surtout en cas d'occlusion aiguë de l'intestin grêle. On peut la faire indifféremment à droite ou à gauche. Nélaton préférait le côté droit afin d'établir l'anus aussi près que possible du cæcum.

Si l'anus est établi au niveau de la fosse iliaque droite, en plein cæcum, c'est la *cæcoproctie* ou *opération de Pillore*, de Rouen 1776). On l'emploie assez peu, sauf dans le traitement palliatif du côlon ascendant ou transverse. Mais rien n'empêche d'y recourir (ce qu'on a fait d'ailleurs) pour le traitement palliatif du cancer du rectum.

L'un des anus artificiels les plus employés, — on pourrait dire l'anus ordinaire — s'établit par la *coloproctie iliaque* ou *opération de Littre*. On l'appelle encore sigmoïdestomie, indiquant par là que l'anus est établi aux dépens de l'anse sigmoïde qui est fixée aux parois de la plaie abdominale. On l'applique au traitement du cancer inopérable du rectum, comme palliatif, à condition que la néoplasie n'ait pas gagné l'anse sigmoïde elle-même.

Plusieurs procédés ont été proposés pour faire cette opération. Nous nous arrêterons sur le procédé classique de Verneuil qui ouvre le côlon séance tenante, et sur celui de Maydl, simplifié par Reclus, qui ouvre le côlon dans une nouvelle séance.

Procédé de Verneuil. — Il a pour but d'obtenir complètement le passage et, par suite, l'accumulation des matières dans le bout rectal.

On peut le décomposer en quatre temps :

1er Temps. — L'abdomen est ouvert par une incision de 7 à 8 centim., parallèle à l'arcade crurale, commençant à un doigt en dedans de l'épine iliaque antéro-supérieure, et se maintenant à 3 centim. au-dessus de l'arcade.

2e Temps. — On reconnaît l'anse oméga à ses bosselures, à ses bandes longitudinales et à ses rapports avec le psoas ; puis on l'attire jusqu'à ce qu'elle dessine au-dessus de la surface cutanée une saillie volumineuse comme un œuf de pigeon ; on la transfixe à son insertion mésentérique avec deux longues aiguilles qui reposent sur la paroi abdominale.

3e Temps. — Il comporte la fixation de l'intestin au moyen de sutures disposées circulairement.

4e Temps. — Ouverture de l'intestin ; au moyen du thermocautère, du bistouri ou des ciseaux, on résèque les 3/4 de la circonférence de l'S iliaque, à 3 millim. en dehors des sutures, de façon que l'orifice soit bordé par une collerette de paroi intestinale. — Il se forme un éperon, et les deux bouts rectal et stomacal se placent l'un à côté de l'autre comme les deux canons d'un fusil double.

Procédé de Maydl-Reclus. — Il tend, comme celui de Verneuil, à la formation d'un éperon.

On anesthésie le champ opératoire par une injection de
4 à 6 centigram. de cocaïne, puis on divise les tissus, attire
une anse de l'S iliaque, la fixe au dehors par une bougie
en gomme passée au-dessous d'elle à travers le mésentère, et maintenue sur les lèvres de la plaie par des bande-
lettes de gaze iodoformée imprégnées de collodion
iodoformé. L'anse intestinale herniée est protégée par de
l'ouate hydrophile.

On donne au malade 5 à 10 centigr. d'extrait thébaïque
et une ou deux injections de morphine par jour. Au bout de
5 à 6 jours, on ouvre l'anse iliaque, dans le sens longitudinal, au thermo. A partir de ce moment, les gaz et les matières peuvent s'écouler au dehors. Le 10e jour, on enlève
la bougie qui fixe le mésentère.

Schwartz, pour éviter le rétrécissement du nouvel anus,
sectionne *transversalement* l'intestin au thermo jusqu'au
contact de la sonde, qui tombe d'elle-même.

Il est encore beaucoup d'autres procédés d'anus iliaques : le procédé transpariétal d'Audry, qui fait une
incision en ⌐¬ et dispose son anus sur pont musculo-
cutané — le procédé de Desguin ; celui de Saint-Braun,
qui dispose un anus ilio-crural ; enfin, ainsi que nous
l'avons mentionné, l'anus peut ne pas être iliaque, mais
lombaire ; c'est la *Coloproctie lombaire*, ou *opération de
Callisen-Amussat*, et la *Coloproctie prélombaire* ou *intra-
péritéonale de Fine*.

En résumé, l'anus iliaque dans le traitement des cancers
du rectum peut avoir une double fin :

Ou bien, il constitue le traitement palliatif des cancers
inopérables ;

Ou bien, il est le premier temps d'une opération radicale.

Dans ce cas, l'ablation peut être faite — ou dans la même séance que l'anus (méthode abdomino périnéale de Gaudier, de Chalot — ou périnéo-abdominale par les procédés en une séance de Bœckel et de Reverdin) ;

— Ou dans une séance antérieure (procédé sacro-abdominal de Quénu, Schwartz.

Dans la méthode en deux séances, on peut dire d'une façon générale que l'anus peut être établi par un procédé quelconque — observation faite toutefois que l'incision doit être suffisante pour l'exploration du petit bassin, afin de s'assurer de la présence de ganglions infiltrés ou d'adhérences qui contre-indiqueraient le second temps, la séance de l'ablation.

Si cette ablation est contre-indiquée, Madelung lie les vaisseaux qui descendent dans le côlon, divise complètement ce dernier en travers, ferme le bout inférieur par la suture séro-séreuse après avoir invaginé la marge et fixé le bout supérieur dans la plaie.

Mais, ainsi que le remarque M. Hartmann, ce procédé n'est bon que dans le cas où l'anus iliaque n'est que le premier temps d'une opération radicale. Il est mauvais comme procédé palliatif : si on laisse le cancer en place on ne peut éviter de la sténose cancéreuse ; et puisqu'on ferme, l'accumulation des sécrétions.

Telle est la question d'anus iliaque pelvien pour extirpation du cancer du rectum.

Nous abordons maintenant l'étude de l'anus iliaque pour lésions non extirpées du rectum.

CHAPITRE II

Anus iliaque comme traitement palliatif.

On employait autrefois des procédés qui rappelaient plus ou moins l'anus artificiel de Nélaton, c'est-à-dire fixation séro-séreuse de l'oméga iliaque au péritoine pariétal ; ouverture de l'intestin, suture muquo-cutanée. — Ce n'est pas là un procédé de choix, c'est pour nous un procédé de nécessité, qui s'emploie surtout, ainsi que nous l'avons dit plus haut, dans les cas d'occlusion aiguë de l'intestin grêle. De plus, cette opération réclame une certaine durée ; elle expose à la contamination du péritoine pour peu qu'un point de suture soit mal placé.

Aussi, avec Verneuil et Reclus, accepterions-nous et adopterions-nous le principe osé par Maydl, opération en deux temps ; mais, dans les différents procédés décrits plus haut, on sectionne les muscles de la paroi ; on affaiblit cette paroi et quand les malades ont une survie considérable, on voit quelquefois survenir de petites éventrations. (Voir observation I.)

C'est pourquoi nous nous rallions à l'idée de M. le Dr Hartmann, qui applique à la technique de l'anus iliaque le procédé de Mac Burney pour l'appendicite opérée à froid.

On sait que le chirurgien américain, pour éviter d'une manière complète l'éventration après l'opération d'appendicite, ne sectionne aucune fibre musculaire, se contentant de dissocier successivement chacun des plans, grand oblique, petit oblique et transverse, de manière à constituer ainsi une sorte de dissociation en étoile des plans musculaires de la paroi.

C'est ce principe que M. Hartmann applique à la technique opératoire de l'anus iliaque.

CHAPITRE III

Technique opératoire.

Le malade est endormi, soit au chloroforme, soit simplement au bromure d'éthyle, l'opération étant de très courte durée.

Après les précautions d'usage (désinfection de la peau par un brossage avec de l'eau savonneuse, puis par une friction à l'alcool suivie d'un lavage avec la solution de sublimé au millième), on limite le champ opératoire avec des compresses stérilisées. Le chirurgien, placé à gauche du malade, fait, à deux doigts en dedans de l'épine iliaque antéro-supérieure, une incision longue de dix centimètres, dont le milieu répond à une ligne étendue de l'ombilic à l'épine iliaque antéro-supérieure.

Le bistouri coupe successivement la peau, le tissu cellulo-graisseux sous-cutané, le mince feuillet aponévrotique qui recouvre les fibres du grand oblique.

Rien n'est plus facile alors que de dissocier d'un coup de sonde cannelée les fibres du grand oblique au niveau d'un des interstices de ce muscle, la direction des fibres du grand oblique étant exactement celle de la plaie.

Lorsque la boutonnière musculaire est ainsi faite, on place en son milieu deux écarteurs, pour l'ouvrir dans une direction exactement perpendiculaire à celle de l'incision primitive.

Un des écarteurs se trouve appliqué exactement sur l'épine iliaque antéro-supérieure ; l'autre se dirige vers l'ombilic.

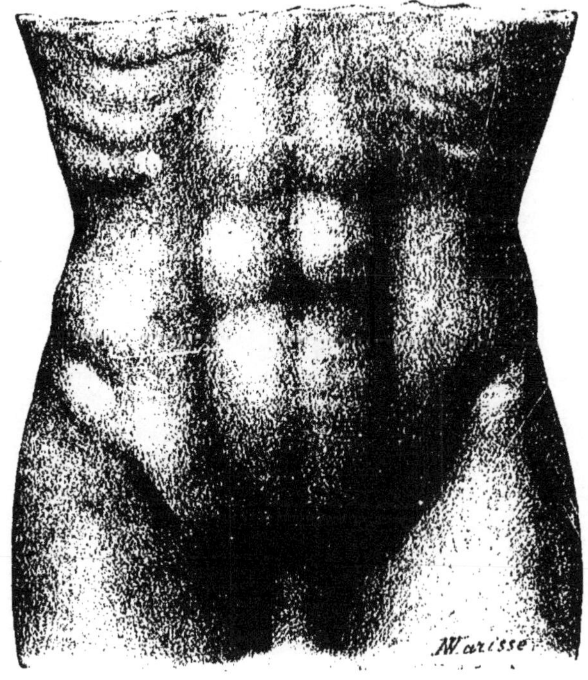

Fig. 1.

La boutonnière faite aux fibres du grand oblique se trouve ainsi ouverte, suivant une direction exactement parallèle à celle des fibres du petit oblique, qui occupe le fond de la plaie. Ces fibres sont à leur tour dissociées, toujours avec la sonde cannelée.

Une deuxième paire d'écarteurs est placée dans la boutonnière faite au petit oblique, de manière à l'ouvrir transversalement par rapport au corps de l'individu ; ce

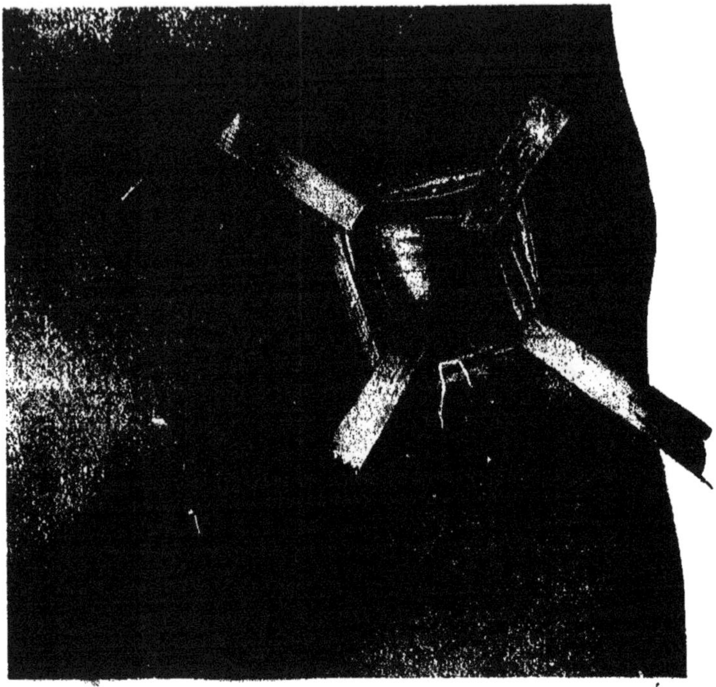

FIG. 2.

qui découvre les fibres du transverse parallèlement à leur direction. Ces fibres sont à leur tour dissociées aussi avec la sonde cannelée et l'on tombe sur la graisse sous-péritonéale.

Attirant dans la plaie avec une pince à pression confiée à un aide, et une pince à griffe, un pli de ce péritoine doublé de graisse, on fait, avec le bistouri, une petite boutonnière qui ouvre la cavité abdominale.

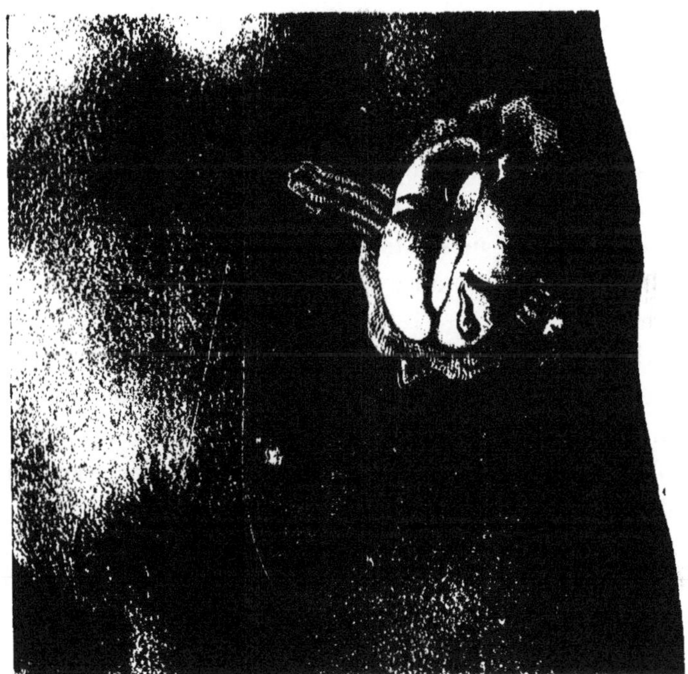

FIG. 3.

L'ouverture, ainsi faite au péritoine, est agrandie dans une toute petite étendue, de manière à permettre l'introduction du pouce et de l'index qui vont dans le ventre aller chercher la partie iliaque de l'anse oméga.

RECHERCHE DE L'ANSE OMÉGA. — Pour cela, il ne faut pas prendre au hasard la première anse qui se présente : ce peut, il est vrai, être l'anse oméga, mais ce peut aussi être une anse grêle. Se rappelant les rapports anatomiques exacts de cette anse, on procède de la manière suivante :

Quatre pinces à pression repérant le péritoine pour l'empêcher de glisser, le chirurgien glisse l'index gauche sous la lèvre inféro-externe de l'incision ; il suit le péritoine pariétal jusqu'au point où il se réfléchit sur la fosse iliaque, puis le péritoine iliaque, jusqu'à ce qu'il soit arrêté.

Ce qui l'arrête, c'est toutours la portion iliaque de l'anse oméga ou son méso, lorsque celui-ci est développé. Il suffit d'attirer cette anse correspondante ; c'est *toujours* la bonne.

Une fois attiré à l'extérieur on reconnaîtra, du reste, que c'est bien le côlon pelvien à ces trois caractères distinctifs : *Bosselures,* — *Bord longitudinal,* — *Appendices épiploïques,* dont un seul suffirait, du reste, à déclarer qu'on n'a pas amené une anse grêle.

Dans quelques cas où le méso est particulièrement court, il faut descendre un peu vers l'excavation pour trouver une anse poúrvue de méso, toujours amenable à l'extérieur de la plaie.

Cette anse étant fortement attirée au dehors, on saisit entre le pouce et l'index gauche, l'intestin ; puis, avec une pince de Kocher, tenue fermée, de la droite on transfixe le méso, s'assurant toujours avant de le perforer qu'on est bien au niveau du méso et non au niveau de l'intestin, ce qui est toujours possible, même chez les sujets gras.

Cette pince, ayant traversé le méso, est ouverte, et ramène à travers le trou fait un rouleau de gaze iodoformée ; un peu de gaze est placée autour de l'anse ainsi maintenue au dehors, interposée entre cette anse et les bords de la plaie qu'elle tamponne. Aucune suture. (Cf. fig. 3.)

Dans les 25 observations que nous relatons, il n'a jamais été nécessaire de lier le moindre vaisseau.

L'opération est alors terminée.

Comme pansement, on recouvre l'anse et la gaze iodoformée d'une compresse de gaze salolée ou de gaze boriquée, d'ouate, et on maintient le tout avec une ceinture de flanelle.

Quarante-huit heures après, on enlève le pansement et, grâce à ce fait que l'on a employé pour entourer et soulever l'anse, une gaze de couleur différente de celle qui la recouvre, on peut facilement soulever la compresse *blanche* qui recouvre l'intestin sans risquer de déranger la gaze *jaune* qui l'entoure et le soulève.

Il faut alors ouvrir l'intestin.

Pour cela, prenant un thermo-cautère au rouge sombre, on sectionne dans une étendue de deux centimètres seulement l'intestin. Cette incision est faite sur le bout afférent de l'anse sortie, en deçà par conséquent de l'éperon constitué par l'anse attirée au dehors.

Cette ouverture de l'intestin est faite sans la moindre anesthésie, l'intestin étant complètement insensible à la cautérisation.

Pansement avec une compresse de gaze boriquée humide.

Deux jours plus tard, soit quatre jours après la première opération, s'il n'y a pas eu de garde-robes, on donne un léger purgatif.

Il est curieux de voir comme les choses s'arrangent dans la suite. Cette ouverture, qui primitivement semblait minuscule, s'agrandit peu à peu : la muqueuse s'éverse au dehors, formant une sorte de champignon rougeâtre autour de l'orifice.

Le sixième ou septième jour, on enlève la gaze jaune qui entoure l'intestin ; le dixième, le rouleau de gaze qui le soutient.

Pour enlever ce dernier, sans risque de déchirer les adhérences existantes, il y a une petite précaution à prendre, la partie du rouleau située sous l'intestin, étant, par le fait de la compression qu'elle a subie, plus mince que les extrémités du rouleau ; il faut attirer légèrement en haut et en dehors la mèche de gaze, la sectionner au niveau de la partie rétrécie, puis tirer ce qui reste du côté opposé.

L'intestin rentre peu à peu ; la muqueuse qui s'est déversée au niveau de la petite incision va d'elle-même se souder aux bords de l'incision cutanée, et l'anus est finalement constitué au bout d'une vingtaine de jours.

Le malade porte alors, la nuit, une petite compresse destinée à le protéger des frottements ; le jour, un quelconque des nombreux appareils imaginés pour contenir l'intestin.

Les malades opérés de cette manière se salissent du reste très peu, l'anus étant, dans une certaine mesure, continent, et les garde-robes se faisant d'une façon régulière.

Bien plus, un certain nombre de nos malades présentaient, même avant l'évacuation, une sensation de besoin qui les prévenait de la venue d'une garde-robe.

CHAPITRE IV

Observations. (Inédites.)

Obs. I. — *Cancer du rectum.*

M. J..., malade opéré par M. le Dr Hartmann.

Le 6 novembre 1897, on établit un anus iliaque pour un cancer du rectum déterminant des accidents d'occlusion intestinale. Procédé de Maydl.

Par la suite, le malade a régulièrement une garde-robe tous les matins avec une sensation de besoin, ou tout au moins de tensoin préalable.

En mai 1898, il se produit un peu d'éventration.

Les garde-robes sont cependant régulières et précédées d'une sensation de besoin.

En juin 1899, le malade est amaigri.

Obs. II. — *Cancer massif du rectum, compression des artères. Hydronéphrose double.*

G..., 43 ans, entre le 3 mars 1896 à l'hôpital Bichat. Rien à noter dans les affections.

L'affection rectale s'est manifestée, au mois d'août 1895, par la formation d'un abcès au niveau de la marge de l'anus. Depuis la même époque, le malade remarque qu'il a des garde-robes petites, fréquentes et douloureuses, donnant issue soit à des matières, soit à du sang. Cet écoulement sanguin augmente à partir du mois d'octobre ; comme en même temps, le malade est affaibli, souffre dans la région anale, il entre en mars 1896 à l'hôpital.

On constate, en avant et à gauche de l'anus, une cicatrice, trace de l'incision de l'ancien abcès, avec un orifice fistuleux persistant.

En déplissant l'orifice anal, on trouve une série de plis épais, plus profondément dans le canal anal ; à droite et en avant surtout on trouve des saillies allongées, rigides, ulcérées, s'enfonçant dans la profondeur. Le doigt ne peut franchir les parties rétrécies.

Dans les deux aines existent une série de petits ganglions durs, roulant sous le doigt.

Le malade souffre d'une manière presque constante ; il évacue par l'anus des matières liquides et glaireuses et a même des écoulements sanguins abondants, amaigrissement considérable.

Urines 1,500 gr., acides ; D = 1,021 ; urée, 7,68 par litre ; albumine, 0,25 par litre.

9 mars. Incision du trajet fistuleux, par M. Hartmann. Les lésions remontent à une hauteur telle qu'on ne peut les franchir par une rectotomie.

11 mars. Anus iliaque gauche, par M. Hartmann.

Le 25 mars, en faisant le pansement, on constate qu'au niveau de l'anus artificiel existent de petites végétations pédiculées sur la muqueuse. Ces végétations augmentent les jours suivants et saignent quand on les frotte.

Le malade s'affaiblit progressivement, tombe dans un état de demi-assoupissement et meurt subitement le 3 avril, au moment où on allait faire son pansement.

Autopsie. — Il existe un peu d'emphysème des bords des poumons, des plaques laiteuses du péricarde viscéral, un foie légèrement muscade.

Les deux reins ont une surface blanchâtre avec arborisations vasculaires et sont le siège d'une dilatation hydronéphrotique modérée.

Tout le contenu du petit bassin est enlevé en bloc.

Le rectum est fendu sur la ligne médiane postérieure. Sa partie inférieure est remplacée par une large cavité à parois violacées, un peu végétante en avant. A 7 centim. plus haut, le calibre va se rétrécissant progressivement.

Le rétrécissement en sablier occupe une hauteur de 9 centim.

Au point le plus étroit, le rectum étalé mesure 3 centim., 2 de circonférence.

Dans toute la hauteur de la partie rétrécie, la muqueuse offre un aspect lisse, sans pli muqueux, recouverte d'un exsudat gris verdâtre. Au-dessus, le rectum reprend progressivement son calibre normal. La muqueuse reparaît avec son aspect souple, ses plis muqueux, mais elle est parsemée de très nombreuses saillies polypiformes molles, cylindriques, mesurant 1 à 2 centim. de long, ayant 4 à 5 millim. de diamètre et étant légèrement étranglées au niveau de leur pédicule.

Une section des parois rectales et des tissus périrectaux montre :

1° A la partie inférieure, un tissu de granulation se confondant, sans démarcation nette, avec le tissu sous-jacent.

2° Au niveau de la partie rétrécie, une absence complète de muqueuses, une musculeuse très épaissie, d'apparence fibroïde, à stries perpendiculaires à la direction de l'intestin ; une masse fibro-adipeuse parsemée de noyaux du volume d'une bille, les uns fermes et grisâtres, les autres gris blanchâtre et ramollis. Cette masse crie sous le scalpel et rappelle absolument l'aspect du squirrhe. Elle s'étend jusqu'aux os auxquels elle adhère : en avant elle englobe la prostate et la vessie.

Après avoir ouvert en avant l'urèthre et la vessie, on constate que l'infiltration néoplasique a envahi cette dernière. Son bas-fond est rigide, mamelonné par suite de la présence du néoplasme qui apparaît plus blanc que le reste de la muqueuse vésicale souple sur laquelle on voit de petites plaques ecchymotiques.

La région prostatique et l'urèthre est saine.

Le cul-de-sac vésico-rectal est oblitéré par des adhérences assez serrées ; au-dessus d'elles, dans une hauteur de quelques centimètres, on constate que la paroi rectale est altérée, infiltrée jusqu'à la surface péritonale par le néoplasme qui lui donne un aspect rigide et blanchâtre.

Les uretères sont comprimés par la masse néoplasique qui

les englobe avant le moment où ils pénètrent dans la vessie.

Tout le long de l'aorte, depuis les vaisseaux iliaques jusqu'aux piliers du diaphragme, existe une chaîne de ganglions augmentés, infiltrés par un tissu blanc et ferme à la coupe. Quelques ganglions cancéreux se trouvent dans le creux sus-claviculaire gauche.

Le gros intestin dans toute son étendue, cæcum compris, est rouge et semé de productions polypiformes identiques à celles que nous avons décrites immédiatement au-dessus du néoplasme.

La partie terminale de l'intestin grêle est rouge sans végétation.

Le reste de l'intestin est sain.

Les examens histologiques faits par le Dr Mignot, ont montré que le néoplasme était carcinomateux et que les petites végétations polypiformes présentaient simplement une structure glandulaire sans lésion épithéliomateuse.

Obs. III. — *Cancer infiltré simulant un rétrécissement.*

P..., 28 ans, nous est adressé par un de nos confrères. Ce malade, autrefois extrêmement robuste, s'adonnait à de fréquents exercices physiques, en particulier à l'équitation. En mai 1897, il fut pris de douleurs vagues dans l'abdomen, accompagnées de constipation opiniâtre. Ces douleurs, d'abord vagues, se localisèrent dans la région rectale ; le malade eut quelques selles diarrhéiques, rendit des glaires sanguinolentes, puis le ténesme rectal s'établit avec des envies extrêmement fréquentes d'aller à la garde-robe.

Après une phase en quelque sorte aiguë, pendant laquelle il y eut des selles sanglantes, le nombre des garde-robes diminua, de même que le ténesme et il se fit un écoulement de sérosité sanguinolente.

A ce moment, le malade fut examiné par le Dr Audain qui trouva le rectum, depuis l'anus jusqu'au niveau inaccessible au doigt, épaissi, induré, déformé par des ulcérations irrégulières.

On institua un traitement destiné à combattre, soit une dysenterie, soit une rectite tuberculeuse. Le malade s'améliora notablement, engraissa, les garde-robes se faisaient régulières, lorsque, le 1er janvier 1898, survinrent des signes d'occlusion intestinale.

Le malade endormi, le Dr Audain trouva le rectum rétréci dans son ensemble, donnant la sensation d'un cylindre de bois présentant des saillies à sa face interne. Une rectotomie fut faite dans une hauteur de 8 cent., puis la partie sus-jacente fut dilatée avec des bougies. Une première scybale ayant été broyée, l'intestin fut ensuite débarrassé par de grandes irrigations et des injections huileuses.

Tout alla bien, mais le malade refusant de laisser passer des bougies, le Dr Audain nous l'adresse.

Nous le voyons dans les premiers jours d'avril, les garde-robes se font assez mal et sont douloureuses; on trouve, en arrière de l'anus, la brèche de la rectotomie qui n'est pas entièrement cicatrisée.

Le toucher est extrêmement douloureux. Nous pensons à une rectite sténosante tuberculeuse avec engorgement ganglionnaire inguinal bilatéral.

Le 5 avril, à la suite d'une consultation avec le Dr Quénu, consultation accompagnée d'un examen sous le chloroforme, on constate l'existence d'une induration cylindrique, avec çà et là de petites végétations friables, et l'on réforme le diagnostic, pour adopter celui posé par Quénu, de carcinome.

12 avril 1898. Établissement d'un *anus iliaque* par M. HARTMANN. Procédé type. Ablation d'un ganglion inguinal.

Guérison opératoire sans incident. L'examen histologique du ganglion montre qu'on se trouve en présence d'un épithélioma.

Le malade se trouve soulagé considérablement par cet anus iliaque; mais les lésions n'en continuent pas moins à évoluer. Il survient des hémorrhagies rectales assez abondantes, un écoulement séreux; il se développe des végétations néoplasiques et des noyaux secondaires jusque sur la peau des fesses. Le malade se plaint de douleurs de compression nerveuse et il succombe le 24 juillet 1898.

Obs. IV. — *Cancer du rectum.*

N..., curé, 62 ans, est atteint d'épithélioma du rectum inextirpable. Le 19 novembre 1898, anus iliaque par M. Hartmann, aidé de M. Cunéo.

Guérison opératoire. De petites hémorrhagies, des lésions rectales, des écoulements variés, qui se faisaient presque toutes les demi-heures par l'anus, disparaissent immédiatement après l'opération.

Obs. V. — *Cancer du rectum.*

C..., 52 ans, vient nous consulter pour un épithélioma du rectum, causant un ténesme rectal presque continu avec écoulement ichoreux, fétide et même un peu de sang par l'anus et ayant dépassé les limites de l'intestin. Le 14 mars 1898, anus iliaque par M. Hartmann. Guérison sans incidents.

L'anus fonctionne régulièrement, le malade ayant une garderobe qui dure environ 3/4 d'heure à 1 heure chaque matin. Comme il persiste un peu d'écoulement par l'anus, on fait des lavages du bout inférieur avec une solution de permanganate de potasse à 1/4000. A la suite de ces lavages, l'écoulement cesse.

En mars 1899, le malade est pris de rétention d'urine et obligé de recourir à la sonde pour vider la vessie.

Obs. VI. — *Epithélioma du rectum.*

Le nommé G. F..., âgé de 60 ans, entre à l'hôpital Bichat, service de M. le professeur Terrier, le 16 décembre 1895, pour une affection du rectum.

Il y a une dizaine d'années, à la suite d'une purgation, il s'est aperçu que les selles étaient mélangées de sang décomposé, d' « eau rousse », selon son dire. Depuis cette première constatation les écoulements sanguins par l'anus se sont renouvelés, beaucoup plus nets — parfois même abondants. Ayant remarqué que son anus faisait hernie à l'extérieur, le malade attribua tous les accidents à des hémorroïdes.

Il n'a jamais éprouvé de douleurs très vives, simplement la sensation d'un corps posant qui descendait dans son rectum. Il localise cette sensation sur une ligne parallèle de l'épine du sacrum.

Il a été opéré, il y a 4 ans, d'un polype nasal.

Actuellement, au moment de son entrée dans le service, le malade a des selles mélangées de sang. L'écoulement n'est pas très abondant. Après chaque selle, il éprouve de légères douleurs qui se dissipent rapidement. Son amaigrissement a été seulement de quatre livres en deux mois.

Au toucher rectal, on trouve à environ 6 centimètres de l'anus, une tumeur formant anneau complet et diminuant considérablement la lumière du rectum. La base d'implantation de cette tumeur est située sur une ligne oblique de haut en bas et d'arrière en avant ; il en résulte que la partie antérieure est bien plus facilement accessible que la partie postérieure.

Le bord inférieur de la tumeur est mince, tranchant, déchiqueté et flottant dans le rectum.

Le bord supérieur n'est pas accessible au doigt.

Entre la paroi rectale et le bord libre de la tumeur se trouve une sorte de gorge dans laquelle le doigt peut décrire un cercle complet contre la paroi, indurée à ce niveau.

L'ensemble de la tumeur est mamelonné, bourgeonnant et mou.

Le toucher provoque une légère douleur et le doigt ramène quelques gouttes de sang.

Les ganglions cruraux et vaginaux sont engorgés. Les ganglions sus-claviculaires ne le sont pas, non plus que les ganglions mésentériques. A la cuisse droite, on relève une pointe de hernie crurale. M. Hartmann pratique l'anus iliaque le 23 décembre. L'incision porte un peu en dehors du droit, oblique en haut et dehors ; on sectionne l'aponévrose du grand oblique, dissocie les fibres du petit oblique, puis sectionne le transverse et le péritoine. On attire l'anse oméga, et dispose un rouleau de gaze iodoformée. Deux jours après, ouverture de l'anse au thermo.

Ons. VII. — *Épithélioma du rectum.*

Le nommé R. I...., âgé de 56 ans, entré à l'hôpital Bichat, service de M. le professeur Terrier, le 4 septembre 1890.

Il y a six mois, il s'est aperçu que ses garde-robes contenaient des traces de sang. A ce moment, comme son état général était satisfaisant et qu'il n'éprouvait aucune douleur, il ne s'en préoccupe pas.

Mais, depuis deux mois, de violentes douleurs ont apparu au niveau du sacrum et du coccyx, avec irradiation dans les fosses iliaques et les fesses. A partir de cette époque, le malade est atteint d'une diarrhée rebelle, qui persiste encore actuellement. Ses selles sont glaireuses et sanguinolentes, extrêmement fétides. L'appétit a disparu, ainsi que les forces ; la viande surtout inspire du dégoût au malade. Il a maigri de quinze livres en deux mois.

Les antécédents personnels et héréditaires n'offrent rien de pathologique.

Actuellement, le malade a des selles sanguinolentes et glaireuses. Il éprouve du ténesme anal et perd à chaque garde-robe ou à chaque épreinte quelques caillots de sang. Il ressent souvent brusquement, une douleur intense, localisée de préférence dans la région du sacrum et du coccyx, et s'irradiant dans les régions iliaques et fessière. Le périnée, les organes génitaux ne sont le siège d'aucune douleur. L'examen des bourses dénote un testicule droit augmenté de volume, et la palpation une fluctuation peu marquée. La pression, en bas, en arrière et en dedans est douloureuse.

Au toucher rectal, on trouve, à environ 6 centimètres de l'anus, sur la paroi postérieure du rectum, une masse dure. Si l'on touche la paroi latérale gauche, le malade accuse une douleur plus vive que partout ailleurs. La tumeur ne semble pas circonscrire tout le rectum. Elle paraît limitée aux parties latérale gauche et postérieure. Elle est lobulée, ne s'effrite pas sous le doigt qui

D.   3

ne ramène ni matières sanguinolentes, ni fragments sphacélés. Le 11 septembre, on procède au grattage du rectum. Le malade rentre à l'hôpital le 22 octobre 1894, n'ayant éprouvé aucune amélioration par le curettage du rectum. Le 25, M. Hartmann pratiqua l'anus iliaque par le procédé en étoile.

Guérison opératoire avec disparition presque immédiate des écoulements.

Obs. VIII. — *Épithélioma du rectum.*

Le 20 mars 1894, entre à l'hôpital Bichat, salle Jarjavay, le nommé B. Cas, âgé de 68 ans, porteur d'un épithélioma du rectum.

Le 2 avril, M. Hartmann établit l'anus iliaque par le procédé de Maydl.

Anesthésie au bromure d'éthyle.

Guérison opératoire.

Obs. IX. — *Épithélioma du rectum.*

Le nommé B. G..., âgé de 56 ans, entre le 28 février 1898, à l'hôpital Bichat, service de M. le professeur Terrier. Il présente tous les symptômes d'un épithélioma rectal.

Le début de la maladie s'est traduit, il y a deux ans et demi, par de la gêne et de la difficulté dans la défécation ; des épreintes fréquentes, sans effet. Les purgatifs seuls permettaient l'évacuation ; et depuis cette époque, le malade se purge presque chaque jour, à l'huile de ricin.

Il n'a pas remarqué que ses matières eussent diminué de volume. L'emploi des purgatifs rendait les matières très liquides ; cependant, lorsqu'un fragment solide était expulsé, il était « comme taillé à pans ».

Une seule fois, il y a un an, après une selle pénible ayant exigé des efforts, il eut par l'anus une hémorrhagie qu'il estime d'un verre environ.

Le maximum d'intervalle entre deux selles n'a jamais dépassé deux jours.

Depuis quinze jours, le malade constate dans son état un peu d'amaigrissement, coïncidant avec la prescription du régime lacté, à lui faite par un médecin que le malade consulte à Clermont-Ferrand, sa ville natale.

Jusqu'alors, l'état général était demeuré excellent et les fonctions digestives sont encore très bonnes.

Au toucher rectal, dès que l'on a enfoncé les deux premières phalanges de l'index, on arrive sur une paroi dégénérée. Le néoplasme fait le tour de l'intestin ; sa base est indurée. Il est constitué par une série de bourgeons saillants vers l'intérieur du rectum. Entre ces bourgeons est conservé un canal central qui admet facilement l'index. Mais aussi haut que l'on remonte, on n'atteint pas la limite supérieure de la néoplasie. Le rectum paraît glisser en avant et en arrière sur les organes environnants. Il ne paraît pas y avoir de propagation périphérique.

Le 4 mars 1898, M. Hartmann établit un anus iliaque par son procédé ; on ouvre l'intestin au thermo-cautère trois jours après. Dès lors, l'état du malade s'achemine vers la convalescence. Nous le revoyons dix mois après, en janvier 1899 Il va bien avec son anus iliaque.

Ons. X. — *Occlusion intestinale. Carcinome de la partie supérieure du rectum.*

Le 14 décembre 1895, entre à l'hôpital Bichat, salle Jarjavay, le nommé E. C..., âgé de 65 ans. Le diagnostic conclut à un carcinome de la partie inférieure de l'anse oméga amenant de l'occlusion intestinale. On l'opère le 17. M. Hartmann fait une incision médiane sur la paroi abdominale, et l'on trouve un intestin, particulièrement l'oméga, très distendu, avec un liquide citrin de nature ascitique. On suture cette première incision.

Une seconde incision, iliaque gauche, suivie de l'écartement des faisceaux du petit oblique, de la section du transverse suivant l'axe de l'incision cutanée, permet d'attirer l'anse ; on met un rouleau de gaze iodoformée. Comme la boutonnière est très petite, l'anse se trouve très serrée, ce qui lui donne une teinte un peu plus foncée.

Huit jours après l'établissement de l'anus iliaque, le malade meurt.

On fait l'autopsie.

A l'ouverture de la cavité abdominale, on constate l'absence de péritonite et d'ascite.

C'est seulement au niveau du côlon transverse qu'on trouve quelques adhérences épiploïques et quelques dépôts fibrineux sur l'intestin.

L'intestin, dans son entier, est distendu par les gaz, sauf le cœcum et la première partie du côlon ascendant qui sont moins développés que le reste. On enlève l'intestin grêle entre deux ligatures. L'anus siège à la partie supérieure de l'anse oméga. On sent l'épithélioma par le palper externe du rectum dans le petit bassin.

Le cœur droit est dilaté.

Les poumons sont le siège de bronchite et de congestion avec adhérences pleurales à droite.

La rate est petite. Le foie, parsemé de noyaux multiples d'aspect ombiliqué, pèse 1,850 gr.

Les reins présentent les lésions microscopiques de la néphrite interstitielle. Le pancréas est normal.

On arrive sur un épithélioma annulaire du rectum ayant déterminé un rétrécissement absolu ; on trouve des ganglions rétro-rectaux dans son voisinage ; on trouve encore un épithélioma de l'estomac partiellement ulcéré, celui du rectum l'était très largement.

Si l'on examine l'anus contre nature, on voit que le coude intestinal, engagé dans la paroi, est maintenu en place par des adhérences péritonéales complètes. Les deux autres sont collées l'une à l'autre comme les deux canons d'un fusil double. Ces anses présentent ceci de remarquable que, tandis que le bout supérieur est largement distendu par des gaz, le bout inférieur, au contraire, est flasque et vide, formant un contraste frappant l'un par rapport à l'autre.

Obs. XI. — *Épithélioma de la partie supérieure de l'ampoule rectale.*

Le nommé G. H... entre à l'hôpital Bichat, salle Jarjavay, service de M. le professeur Ferrier, le 17 février 1894.

Il est âgé de 70 ans, et exerce depuis l'âge de 31 ans la profession d'employé de bureau.

Les antécédents sont bons ; son père meurt d'un anthrax à 87 ans ; sa mère, de paralysie, à 76. Il est veuf. Sa femme est morte d'une maladie de cœur, elle lui a donné 3 enfants dont une fille, aujourd'hui décédée. Les deux autres sont bien portants. Lui-même n'a eu aucune maladie grave, on ne trouve ni traces de syphilis, ni d'alcoolisme.

Il se plaint de constipation habituelle et prétend avoir des hémorrhoïdes internes. En décembre 1893, 3 mois avant son entrée, il a commencé à éprouver une grande gêne dans la défécation ; il a pris alors des purgatifs, de l'iodure de potassium et, depuis cette époque, a été affligé d'une diarrhée abondante avec, au début, pendant environ 3 semaines, quelques filets de sang dans les matières.

Le malade a beaucoup maigri. Le jour même de son entrée, on le met au régime lacté ; la diarrhée ne cède pas. La température est normale.

Le 12 mars, — 23 jours après son admission dans le service — il est opéré par M. Hartmann ; on fait un anus iliaque. L'incision est pratiquée en dedans de l'épine iliaque antéro-supérieure. On réséque une petite portion d'épiploon adhérente au côlon iliaque, et qui gêne la fixation de l'anse iliaque. Le moignon épiploïque adhérent est lui-même fixé à l'une des lèvres de la plaie et contribue à la fixation.

Le malade meurt le 19 mars.

Obs. XII. — *Rétrécissement du rectum avec fistules multiples s'ouvrant au périnée, à la vulve et dans le vagin jusque près du col utérin.*

L'observation concerne une femme L..., v^{ve} C..., âgée de 34 ans, qui entre à l'hôpital Bichat, service de M. le professeur Terrier, où l'on diagnostique : rétrécissement du rectum.

A 23 ans, la malade accouche d'un enfant mort-né, venu à terme.

A 24 ans, second enfant, aujourd'hui âgé de 10 ans et bien portant. Pas de fausse couche.

La malade affirme avoir toujours eu une bonne santé. Elle semble avoir échappé à la blennorragie, n'ayant jamais eu ni pertes ni douleurs de miction. Il est plus difficile de rejeter la syphilis. Si la malade prétend n'avoir jamais eu de maux de gorge, n'avoir jamais pris de pilules, elle a perdu ses cheveux il y a 15 mois et présente depuis un mois, à l'avant-bras gauche, une éruption jaunâtre suspecte, d'aspect papulo-squameux.

La maladie actuelle a débuté, il y a 6 ans, au dire de la malade. Elle s'en serait aperçue tout d'un coup à la suite d'un refroidissement. Elle avait ses règles et but des boissons glacées, coucha la fenêtre ouverte. Le lendemain, les règles s'étaient arrêtées. La semaine suivante, elle eut des épreintes anales fréquentes et douloureuses, suivies d'émission, par l'anus, d'un sang abondant et vermeil. Huit jours après, à la suite des efforts, on sentait, selon l'expression de la malade, « plusieurs bourrelets » autour de l'anus, impossibles à rentrer.

C'est à partir de ce moment que se manifestèrent les symptômes qu'on note depuis six ans.

La malade est atteinte d'une constipation opiniâtre. Elle ne va à la selle que tous les deux ou trois jours, et reste parfois jusqu'à 9 jours sans avoir une garde-robe. Elle recourt aux purgatifs et aux lavements.

La défécation est longue et douloureuse. Elle dure, en moyenne,

1/4 d'heure. La malade se sert de ses doigts pour dilater l'anus. La douleur est parfois intolérable. Le bol fécal est le plus souvent aplati et « petit comme celui d'un enfant ». Il est dur, mélangé de sang et de pus. Jamais la malade n'a eu de diarrhée.

Dans l'intervalle des selles, la malade éprouve des élancements dans le rectum ; des envies fréquentes d'aller à la garde-robe, jusqu'à 10 ou 15 fois par jour. Elle rend du pus et du sang à l'occasion de ces épreintes et est obligée de se garnir. Le ventre est presque constamment ballonné.

Les fonctions digestives sont normales. L'état général est assez satisfaisant. La malade a peu maigri, mais ses forces ont diminué et elle est fatiguée par un quart d'heure de marche. Son facies n'indique pas de déchéance organique. Elle est devenue nerveuse, et est prise souvent de tremblements.

Il y a deux ans, la maladie s'est compliquée de fistules recto-vaginales. La malade rend des matières fécales par le vagin.

A l'examen physique, on observe que les deux grandes lèvres et la petite lèvre gauche sont œdématiées. Les plis de l'anus sont très épaissis, et à la partie postérieure, sur la ligne médiane, se voit une fissure ovalaire de 1 centim. de long ; le stylet y pénètre, glisse sous la peau et sort par l'orifice anal. En introduisant le doigt dans le rectum, on sent un anneau résistant de l'union de l'ampoule et de la portion ano-rectale. Sur cet anneau, sont des colonnes saillantes, surtout en avant.

La muqueuse de la portion ano-rectale est recouverte de petites végétations ; celle de la portion ampullaire est recouverte de grosses végétations dont on ne peut pas atteindre la limite supérieure avec le doigt. L'anneau placé à l'union des deux portions ampullaire et ano-rectale, admet facilement l'introduction de l'index.

L'examen du vagin au spéculum décèle à quelques centimètres de l'entrée des ulcérations. Il y a sur la partie latérale gauche une ulcération anfractueuse et irrégulière, ayant les dimensions d'une pièce de 50 centimes. En bas, trois ulcérations allongées, comme faites au bistouri et longues de 1 centim. environ. Le stylet, introduit dans ces différentes ulcérations, monte verticalement, décollant le vagin du rectum. On ne peut arriver jusque dans le rectum.

Dans le cours de sa maladie, la malade a pris de l'iodure de potassium, a été dilatée et est entrée à Lariboisière, où l'interne de M. Périer lui enlève, au thermo-cautère, probablement des condilomes.

Dans le service, M. Hartmann pratique l'anus iliaque, le 3 mars 1896. Trois mois plus tard, M. Hartmann fait l'ablation de la partie inférieure du rectum, débride et curette les trajets fistuleux.

Guérison.

La malade est revue en juin 1899. L'anus iliaque fonctionne toujours régulièrement : les suppurations péri-anales sont complètement disparues,

Obs. XIII. — *Carcinome ano-rectal ayant envahi et perforé la cloison recto-vaginale.*

Mme L..., femme P..., âgée de 47 ans, entre à l'hôpital Bichat, le 13 septembre 1895, pour une grosseur qu'elle a sentie à l'anus, qui ne la gêne pas pour aller à la selle. Il y a quinze mois qu'elle s'est aperçue, pour la première fois, de la présence de cette tumeur. Elle la faisait beaucoup souffrir ; les douleurs furent calmées avec du beurre de cacao. Depuis, en procédant à sa toilette, la malade vit du sang s'écouler et des petits morceaux de la tumeur se détacher. Elle sent maintenant, dit-elle, un poids qui lui tire l'anus en bas et qui l'empêche de se tenir debout. Elle a maigri ; elle pesait, il y a deux ans, 150 livres ; elle ne pèse plus que 110 aujourd'hui. La malade croit se rappeler qu'elle s'est écorchée, autrefois, au début de ses accidents.

Elle a été réglée à 15 ans, mariée à 24 ; 2 fausses couches. Un enfant vivant. La malade a encore eu ses règles le mois dernier (août 1895). Elle n'a eu, comme maladie, que la variole ; depuis, sa santé a toujours été bonne. Son père est mort du charbon. Sa mère, âgée de 86 ans, vit encore.

L'examen extérieur montre que la région de l'anus est occupée par une tumeur de forme générale aplatie dans le sens antéro-postérieur, rougeâtre, granuleuse, pédiculée, rappelant l'aspect d'un chou-fleur. Cette tumeur est facilement saignante. Lorsqu'on déplisse fortement la région, on constate que la tumeur ne s'insère qu'à la demi-circonférence gauche de l'anus, et que cette insertion se fait exactement au niveau du pourtour de l'orifice anal, laissant la marge saine.

Au toucher rectal, la tumeur se prolonge sur la paroi latérale gauche du rectum, plus loin que la limite du doigt. Elle donne là la sensation de végétation reposant sur une base un peu indurée. A environ 6 centim. de l'orifice anal, on sent sur la paroi droite un épaississement en forme de demi-anneau élastique qui relie les deux parties de la tumeur. En ce point, le calibre du rectum n'excède pas celui du doigt. Au-dessus et au-dessous, la muqueuse est lisse et a son velouté normal.

Les garde-robes ne sont pas accompagnées de douleurs, mais les matières ont perdu leur forme normale et sont ordinairement rubanées. Il y a du saignement au moment des lavages, et ce qui gêne le plus la malade, c'est la tumeur externe.

Elle sort de l'hôpital le 9 octobre. Elle y rentre trois mois après, le 2 janvier 1896.

Le 4 janvier, M. Hartmann l'opère : incision de Mac Burney et anus iliaque.

Le 9, à 11 heures du matin, la malade a la langue très sèche, urine très peu et somnole. On lui fait, à 1 h. 1/2, une injection de sérum artificiel au bras gauche. Le pouls, qui était à 104 et filiforme, se relève et augmente de force. Mais la malade ne sort pas de sa torpeur. Elle ouvre seulement les yeux et pousse une plainte au moment où on la pique avec une aiguille de Reverdin. Dans la journée, elle urine sous elle. Le soir, le pouls est plein.

Le lendemain, il est à 110, petit.

Le 11 janvier, la malade meurt.

Ons. XIV. — *Rétrécissement du rectum.*

Le rétrécissement observé par M. Hartmann, sur M^mo L..., est un rétrécissement récidivant, consécutif à une ablation de l'extrémité inférieure du rectum. On note un petit noyau de récidive. La malade se plaint de douleurs fessières et sacrées.

Le 15 janvier 1898, M. Hartmann l'opère. Il fait une incision, un peu en dehors du bord externe du droit, oblique en haut et en dehors ; le panniculo adipeux est considérable. Il est nécessaire de dissocier les fibres du grand oblique, du petit oblique et du transverse. Après ouverture du péritoine, on tombe sur l'oméga, que l'opérateur amène au dehors ; deux soies fixent le méso aux lèvres péritonéales de la plaie. Puis, on trans_ fixe le méso avec une pince de Kocher, qui ramène un rouleau de gaze au traumatol ; tout autour on dispose une couche de gaze traumatolée.

Le 18, l'anse est ouverte au thermocautère. On est entravé par des franges épiploïques énormes, demandant un certain temps pour la section qui, finalement, n'ouvre l'intestin que sur une petite étendue et au niveau d'une bande longitudinale.

En juillet 1899, la malade se plaint de douleurs sacrées ; l'anus iliaque fonctionne toujours parfaitement, donnant une garde-robe quotidienne le matin.

Ons. XV. — *Épithélioma de l'anse sigmoïde et du rectum.*
Occlusion chronique.

M^mo H. A..., femme M..., âgée de 60 ans, couturière, est admise à l'hôpital Bichat le 4 juin 1897, se plaignant de douleurs dans le ventre et dans les reins.

Il y a une dizaine d'années, la malade, jusqu'alors très bien portante, a commencé à présenter des troubles de la digestion, à ressentir de la pesanteur au niveau de l'estomac, et de la somnolence après les repas. La constipation alterne alors avec la diarrhée. La malade se contentait, pour se soigner, de prendre fréquemment des lavements Dès cette époque, les efforts de la défécation, la moindre fatigue, une marche, provoquent des sueurs abondantes qui nécessitent parfois la nuit plusieurs changements de linge. L'appétit était pourtant conservé ; mais l'état général laissait à désirer, et ce mauvais état se traduisait par le ballonnement du ventre, de l'œdème aux jambes, aux membres et en diverses régions du corps.

Son état reste ainsi stationnaire pendant près de dix ans. Il y a six mois, la défécation devient plus pénible, le bol fécal particulièrement petit, comme celui d'un enfant. En même temps, la malade ressent des douleurs dans les jambes, de la lourdeur dans le ventre ; mais elle ne perdait ni sang, ni glaires par l'anus. Presque tous les jours, elle avait des éructations gazeuses ; et de temps à autre, tout à fait irrégulièrement, tous les quinze jours en moyenne, un ou deux vomissements alimentaires, deux ou trois heures après les repas. On ne remarquait ni sang, ni excreta noirs dans les matières vomies.

Depuis quelques mois, la malade juge que son état s'aggrave. Elle observe, dans les fèces des glaires toutes tachetées de sang. Les douleurs rénales et abdominales augmentent ; ces dernières sont localisées de préférence dans la fosse iliaque droite ; elles s'irradient parfois vers la paroi abdominale antérieure, et sont comparables, au dire de la malade, à des « boules douloureuses ».

Les défécations, de plus en plus rares, ne se font qu'avec des lavements. La malade reste souvent 5 à 6 jours sans avoir de selle ; parfois aussi, elle a des évacuations subites, spontanées, de matières fécales et glaireuses. Cependant, les épreintes anales sont fréquentes, et non suivies d'effet. C'est à peine si elles donnent lieu à l'évacuation de quelques glaires sanguinolentes. Il est arrivé, depuis quelques mois, à la malade, d'avoir plusieurs crises de rétention aiguë. Le ténesme anal était si violent que la malade était forcée d'introduire son doigt dans le rectum pour aider à la progression du bol fécal.

Elle a maigri ; masi présente encore assez d'embonpoint. Toute la journée, de façon continuelle, elle perd par l'anus un liquide roussâtre et quelques glaires albumineuses.

Le 12 juin, M. Hartmann pratique l'anus iliaque. Dissociation en étoile des plans musculaires. Ouverture du péritoine qui laisse échapper un peu de liquide citrin. On attire le côlon iliaque, fixe le méso avec une pince de Kocher et ramène un rouleau de gaze iodoformée.

La malade meurt le 25 décembre 1897.

Obs. XVI. — *Épithélioma du rectum.* (Observation prise sur un malade particulier de M. le professeur agrégé Hartmann.)

M. L... ressent les premiers symptômes de son affection, au mois de septembre 1894. A plusieurs reprises il éprouve des pertes de sang rectales (l'une d'elles assez abondante), qui déterminent dans son état général un peu de faiblesse et de pâleur des tissus.

Puis, pendant trois mois, les premiers symptômes semblent s'amender. Seules persistent de fréquentes épreintes anales.

Au mois de janvier 1895, apparaissent les premières douleurs ; elles siègent dans la région fessière, se localisant de préférence à l'anus. Fréquents besoins de garde-robe. Le sommeil a disparu. En outre, le malade souffre d'hémorrhoïdes et maigrit alors rapidement. Les fèces contiennent souvent du sang, et sont décolorées, fluides, diarrhéiques.

En mars, il consulte M. le docteur Hartmann, qui établit l'anus iliaque le 22 avril 1895. L'opération comporte les détails suivants : « Incision de la fosse iliaque. Le pannicule adipeux sous-cutané est assez épais. Après ouverture de l'abdomen, l'opérateur est obligé de libérer quelques adhérences de l'anse oméga pour l'amener dans la plaie. On pose une mèche de gaze iodoformée transfixant le méso, autour, de la gaze iodoformée, et, par-dessus, de la gaze salolée. »

Dès lors, après un court repos post-opératoire, le malade peut aller à la campagne où son état s'améliore rapidement. Les douleurs rectales disparaissent, les matières ne contiennent plus de sang ; toutefois, en août, le malade éprouve de la pollakiurie, il urine souvent et sans douleur.

A la suite de quelques jours d'une constipation absolue, le malade est pris, dans la nuit du 17 au 18 août, d'une perte de sang abondante par l'anus iliaque, et beaucoup moindre par le rectum.

Dans la même quinzaine, cette perte sanguine se renouvelle. Chaque fois que le malade fait des efforts pour uriner, les écoulements des matières par le rectum se produisent, matières liquides ou boueuses, contenant souvent un peu de sang, quelquefois des caillots.

Bientôt apparaissent de telles difficultés de miction, qu'on doit sonder le malade deux ou trois fois par jour. En novembre, on pratique des lavages de vessie et des sondages contre des crises très douloureuses de cystite, et une anurie presque absolue au cours de laquelle le malade est pris d'accès de frisson avec température de 39°.

Il meurt en décembre 1896.

Obs. XVII. — *Épithélioma ano-rectal.*

M. P. H..., 54 ans, entre le 7 mars 1892 à l'hôpital Bichat ; il porte depuis deux ans, au niveau de l'anus, une petite tumeur dure, facilement saignante, dont il ne souffre que depuis décembre dernier. Les végétations ont augmenté depuis, saignent de temps en temps et donnent un peu de suintement purulent.

Le 15 mars 1892, M. Terrier excise au thermocautère les végétations néoplasiques.

Le malade quitte l'hôpital, quelques jours après, amélioré.

Deux ans plus tard, le 21 mars 1804, le malade y rentre. On note maintenant un rétrécissement épithéliomateux étendu du rectum, avec envahissement des tissus ano-rectaux, gêne et douleur considérables de la défécation, symptômes même d'occlusion intestinale incomplète.

Le 22, après anesthésie au bromure d'éthyle, M. Hartmann fait un anus iliaque.

Le malade, tout d'abord très soulagé, se cachectise progressivement et meurt le 2 juin.

Obs. XVIII. — *Épithélioma du rectum.*

Le nommé B. H..., âgé de 52 ans, entre à l'hôpital Bichat, service de M. le professeur Terrier, le 27 août 1898, pour des douleurs qu'il ressent dans « les reins », le fondement, et pour de la diarrhée.

Le début de son affection remonte à deux ans ; en avril 1896 il commence à être affligé de diarrhée accompagnée parfois d'un peu de melæna. Il continue cependant son travail sans trop se soucier de son état, jusqu'en décembre 1897. Alors, forcé d'interrompre ses occupations, il va consulter un médecin qui lui prescrit des lavements au tannin, du bismuth et du salol, sans aucun résultat.

En mars 1898, le malade est admis dans un service de médecine de l'hôpital Beaujon, où on lui donne le même traitement avec, en plus, le régime lacté. Il y reste trois semaines, sans être amélioré. Il sort et se soigne chez lui pendant deux mois. En juin il recommence à travailler ; mais sa diarrhée, toujours abondante, et les douleurs qui apparurent très violentes dans les régions lombaires et sacrée et dans les hanches, le contraignirent bientôt à cesser ; il est envoyé en convalescence dans les Côtes-du-Nord.

Revenu à Paris le 10 août, il essaye de reprendre son service (il est employé de chemin de fer). Vaincu par les progrès du mal, il entre à Bichat, sur le conseil de son médecin.

Lorsqu'on l'examine, on le trouve très affaibli, très déprimé. Il prétend avoir maigri de 15 kilog. environ depuis le mois de décembre. L'appétit est assez bon. Mais les digestions sont pénibles, et, selon son expression, « les aliments ne passent pas ».

Le malade a souvent des crises d'obstruction intestinale. Quelquefois, pendant cinq ou six jours, il ne fait point de matières.

Il n'a qu'une sorte de diarrhée très liquide qu'il compare à de « l'eau grasse ».

Puis, au bout de cette crise, il est pris d'une débâcle, et il se vide, dit il, pendant toute une journée. Assez souvent, quand les selles ne sont pas trop liquides, il a remarqué qu'elles étaient un peu aplaties, rubanés.

Depuis trois ou quatre mois, le malade ne peut uriner sans aller en même temps à la selle, et souvent la miction est difficile et un peu douloureuse.

De plus, le malade ressent des douleurs très vives et continues dans la région lombaire, la région sacrée, avec irradiation du côté des sciatiques (point rétro-trochantérien). Le fondement est également douloureux, et dès que le malade se lève, il est pris d'une sensation de pesanteur très gênante qui le force ou à s'asseoir, ou à aller à la selle.

Au toucher rectal, l'extrémité du doigt rencontre, au-dessus de l'ampoule, une tumeur végétante dure, qui a envahi complètement le cylindre rectal et qui laisse seulement au centre un orifice qui admet l'extrémité du doigt.

La tumeur semble fixée, et par le palper bi-manuel, on la sent en arrière de la vessie. La région des vésicules séminales et du bas-fond de la vessie paraît un peu plus dure que normalement.

Ajoutons que le malade a fréquenté les colonies comme marin de commerce, qu'il n'a eu ni paludisme, ni dysenterie grave.

Il se rappelle seulement avoir eu un petit bouton sur le gland, qui a duré trois semaines, sans éruptions secondaires, ni plaques. Faut-il incriminer la syphilis ?

Le 3 septembre, M. Hartmann pratique l'anus iliaque par le procédé en étoile. Le 5, on ouvre l'anse intestinale au thermocautère, par une petite incision de 2 centimètres.

Son état semble s'améliorer. Il quitte l'hôpital le 22 novembre.

Obs. XIX. — *Carcinome de l'anse oméga.* (Observation particulière de M. HARTMANN.)

Il s'agit d'un malade, M. C.., auquel, le 14 mai 1898, M. Hartmann fait une laparotomie exploratrice suivie d'un anus iliaque. L'opérateur pratique une incision médiane sous-ombilicale, qui révèle un cancer de la portion terminale de l'oméga, avec adhérence à la vessie et au rectum.

Dans ces conditions, on incise à gauche dans la fosse iliaque et l'on établit l'anus par la dissociation musculaire en étoile.

Le malade, après une amélioration de quelques mois, meurt en décembre 1898.

Obs. XX. — *Carcinome du rectum.* (Observation communiquée par M. HARTMANN.)

M. L..., âgé de 67 ans, au moment où l'examine M. Hartmann (mars 1898) a présenté, comme premiers symptômes, il y a 4 ou 5 ans, une fréquence inusitée des selles (3 ou 4 par jour) qui donnent lieu à une expulsion de matières encore solides, mélangées de petites matières sèches et de petits fragments ayant l'aspect de bouts de cigare.

La fréquence des garde-robes augmente à raison de 5 à 6 par jour, il y a deux ans, et de 15 à 20 depuis un an. Elles sont accompagnées d'un peu de sang ; en juillet 1897, une hémorrhagie rectale, particulièrement abondante, se déclare au cours d'un besoin de défécation que le malade ne peut maîtriser.

L'appétit s'est maintenu à peu près régulier, légèrement diminué pourtant. Les envies continuelles de garde-robes rendent impossible toute occupation. Chaque fois que le malade va à la selle, les efforts de la défécation provoquent l'expulsion de l'urine.

Le 12 mars 1898, M. Hartmann pratique l'opération de l'anus iliaque.

Le malade meurt en janvier 1899, après avoir présenté, pendant six semaines, de la rétention d'urine.

Obs. XXI. — *Cancer du rectum.*

Le nommé S. J..., âgé de 67 ans, entre à l'hôpital Bichat, service de M. le Dr Terrier, le 31 août 1898, pour gêne et douleur très vives qu'il éprouve en allant à la selle. Il a du ténesme rectal et 10 à 12 épreintes anales par jour. Les matières sont glaireuses, sanguinolentes, extrêmement fétides. Le malade éprouve des irradiations douloureuses vers les lombes et la région des hypocondres.

Le malade fait remonter le début son affection à 2 années. Il a toujours été très constipé et, peu à peu, se sont installées la difficulté et les douleurs dont s'accompagne aujourd'hui chaque défécation.

Le malade a maigri de 35 livres ces derniers mois et dit avoir perdu toutes ses forces. Cependant il n'est pas cachectisé.

L'examen ne révèle rien du côté de l'anus ; par contre, du côté du rectum, le doigt atteint, avec peine, un néoplasme antérieur complètement immobile. Le malade est, en outre, porteur d'hémorrhoïdes, et présente, au niveau de la cicatrice ombilicale, une induration profonde, on note quelques ganglions inguinaux petits et durs.

Parmi les antécédents, le malade accuse des crises de rhumatisme qui ne se sont pas renouvelées depuis sept ans, — une paralysie du bras droit et de la langue, il y a 5 ans.

Le 9 septembre 1898, M. Hartmann fait l'anus iliaque.

Guérison opératoire.

Obs. XXII. — *Épithélioma du rectum.*

Le malade D. A..., âgé de 66 ans, entre à l'hôpital Bichat, le 25 mars 1897, pour carcinome du rectum.

M. Hartmann pratique l'anus iliaque le 3 avril, par écartement les plans musculaires de la paroi, et fixation de l'anse au dehors avec un rouleau iodoformé.

Le malade meurt le 25 juin.

D.   4

Obs. XXIII. — *Épithélioma du rectum.*

Le nommé L. J..., âgé de 63 ans, entre à l'hôpital Bichat, le 7 juin 1895, pour un carcinome circulaire du rectum, avec rétrécissement et sphincteralgie.

M. Hartmann intervient, le 14 juin, pour pratiquer un anus iliaque. — Écoulement de liquide ascitique à l'ouverture de l'abdomen.

Le malade meurt le 22 octobre de la même année.

Obs. XXIV. — *Carcinome du rectum.*

Le nommé G..., cocher, âgé de 37 ans, entre à l'hôpital Bichat, le 2 octobre 1894.

Après anesthésie et dilatation, le doigt rencontre, au-dessus de la prostate, sur la paroi antérieure du rectum, une surface inégale, bourgeonnante, donnant la sensation d'un néoplasme. Des débris sont ramenés, et la tumeur est saignante.

M. Hartmann pratique l'anus iliaque. Le malade est mort chez lui, par la suite.

CONCLUSIONS

I. — L'anus iliaque est indiqué dans certaines affections du rectum, soit comme premier temps d'une opération d'exérèse rectale, soit comme traitement purement palliatif.

II. — Lorsqu'il est fait comme traitement palliatif, l'anus iliaque doit être établi en suivant les règles que nous avons posées au cours de cette thèse.

TABLE DES MATIÈRES

IMPRIMERIE A.-G. LEMALE. — HAVRE.

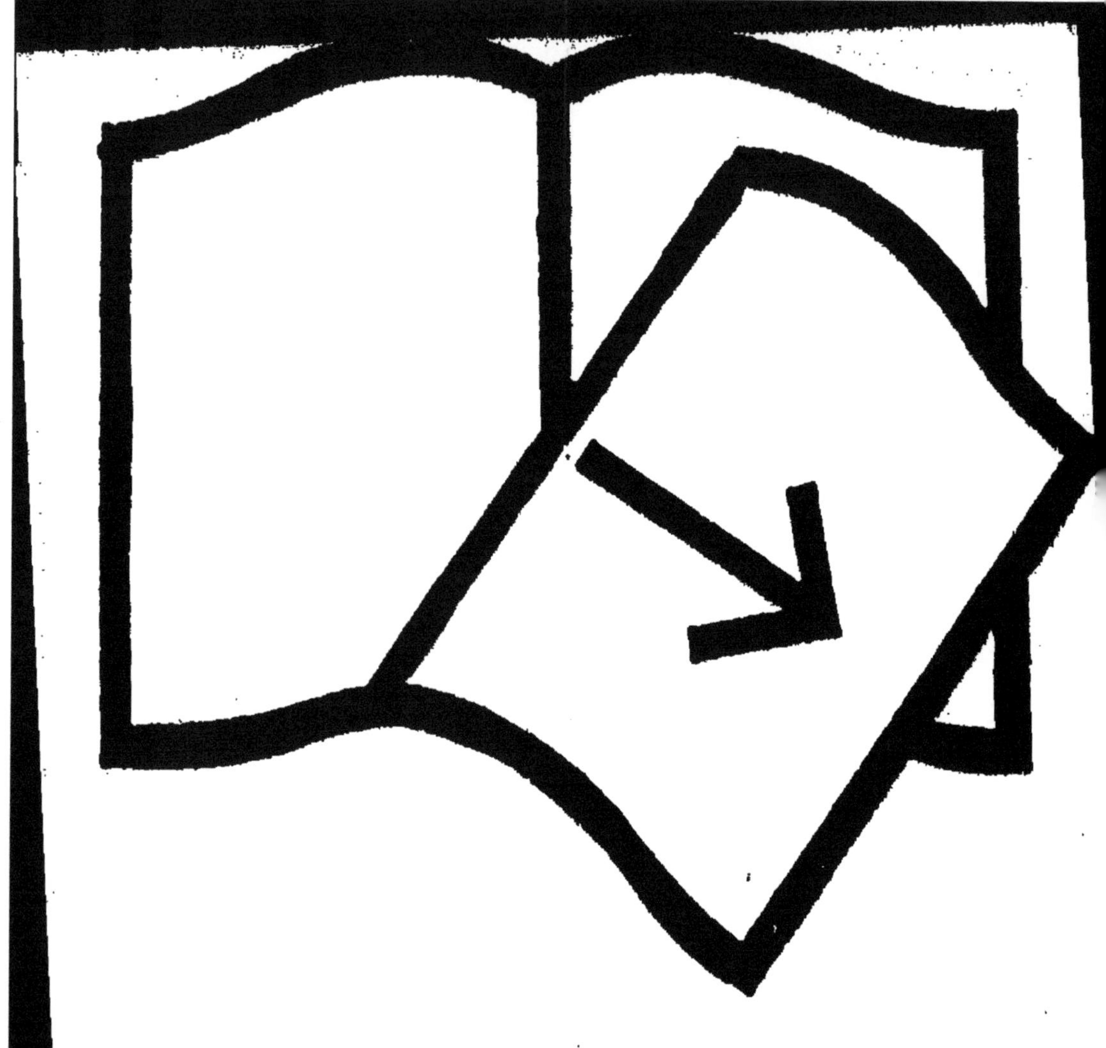

Documents manquants (pages, cahiers...)

NF Z 43-120-13